# Delizie Mediterranee

## Ricette Sane e Gustose per una Dieta Mediterranea

**Introduzione:**

Benvenuti nel mondo della dieta mediterranea, un approccio alimentare salutare che si basa sui principi della cucina tradizionale dei paesi del Mediterraneo. Questo libro, "Delizie Mediterranee", vi guiderà attraverso una selezione di ricette gustose e nutrienti ispirate alla dieta mediterranea. Scoprirete i segreti di una cucina equilibrata, ricca di ingredienti freschi e naturali che favoriscono il benessere e la salute. Preparatevi a immergervi in un viaggio culinario che soddisferà il vostro palato e nutrirà il vostro corpo.

# INDICE

- Ricette per una colazione equilibrata e nutriente, come la granola con yogurt e frutta fresca, il pane integrale con olio d'oliva e pomodori, e le uova alla diavola con verdure

## Capitolo 3: Antipasti e insalate

- Antipasti mediterranei tradizionali, come bruschette, crostini e tapenade
- Insalate colorate e nutrienti con ingredienti come pomodori, cetrioli, olive, feta e basilico

## Capitolo 4: Primi piatti

- Pasta integrale con sugo di pomodoro fresco e basilico
- Risotti mediterranei con verdure di stagione e formaggio

- Zuppe leggere e saporite, come la zuppa di legumi e verdure

## Capitolo 5: Secondi piatti a base di carne

- Pollo alla mediterranea con limone, origano e olive
- Pesce alla griglia con salsa di agrumi
- Polpettone di carne magra con erbe aromatiche

## Capitolo 6: Secondi piatti a base di pesce

- Calamari ripieni con pangrattato, prezzemolo e aglio
- Salmone al forno con verdure al vapore
- Gamberi in padella con pomodorini e zucchine

## Capitolo 7: Contorni

- Verdure grigliate con marinata all'aceto balsamico
- Insalata di patate con olive e capperi
- Frittelle di zucchine e formaggio di capra

## Capitolo 8: Dessert

- Crostata di frutta fresca con base di pasta frolla integrale
- Yogurt greco con miele e noci
- Gelato alla frutta fatto in casa

## Capitolo 9: Bevande

- Acqua aromatizzata con agrumi e menta
- Smoothie alla frutta con yogurt e semi di chia
- Infuso di erbe mediterranee come tè al rosmarino o alla melissa

## Capitolo 10: Considerazioni sulla Dieta Mediterranea

"Delizie Mediterranee" vi offre una varietà di ricette deliziose e nutrienti che vi aiuteranno a seguire una dieta mediterranea equilibrata.

Sperimentate con gli ingredienti freschi e di stagione, e scoprite il piacere di una cucina sana e gustosa.

Che siate appassionati di cucina o semplicemente in cerca di modi per migliorare il vostro stile di vita, questo libro vi guiderà verso una dieta che vi farà sentire bene dentro e fuori.

Buon appetito!

## Capitolo 1:

## La dieta mediterranea Fondamenti e benefici

Introduzione al capitolo: Nel primo capitolo di "Delizie Mediterranee", esploreremo i fondamenti e i benefici della dieta mediterranea.

Questo stile alimentare, ampiamente riconosciuto come uno dei più salutari al mondo, si basa sulle tradizioni culinarie dei paesi che circondano il Mar Mediterraneo. Scoprirete come la dieta mediterranea non solo offre piaceri gustosi, ma anche numerosi vantaggi per la salute che la rendono un'opzione ideale per il benessere generale.

**1.1 Storia e principi fondamentali della dieta mediterranea:**

- Origini e radici storiche della dieta mediterranea, risalenti all'antica Grecia e Roma.

- La dieta mediterranea come stile di vita, non solo una semplice dieta.

- I principi fondamentali che caratterizzano questa alimentazione: abbondanza di alimenti vegetali, olio d'oliva come grasso principale, moderato consumo di pesce, moderato consumo di latticini e uova, limitato consumo di carne rossa e dolci.

**1.2 Vantaggi per la salute:**

- Riduzione del rischio di malattie cardiache: evidenze scientifiche che dimostrano come la dieta mediterranea, ricca di acidi grassi monoinsaturi, antiossidanti e fibre, possa contribuire a ridurre l'incidenza di patologie cardiache.

- Benefici per la salute cerebrale: studi hanno evidenziato che una dieta mediterranea può aiutare a preservare la funzione cognitiva e ridurre il rischio di declino cognitivo

.

- Effetti positivi sul controllo del peso: grazie alla ricchezza di alimenti freschi, nutrienti e poco elaborati, la dieta mediterranea può favorire il mantenimento di un peso sano.
- Protezione contro il diabete di tipo 2: numerosi studi hanno mostrato che l'adozione di una dieta mediterranea può contribuire a prevenire lo sviluppo del diabete di tipo 2.

- Potenziale effetto anti-infiammatorio: gli alimenti presenti nella dieta mediterranea, come frutta, verdura, pesce e olio d'oliva, contengono composti che possono aiutare a ridurre l'infiammazione nel corpo.

**1.3 Guida pratica per seguire la dieta mediterranea nel quotidiano:**

- L'importanza degli alimenti di base: cereali integrali, frutta, verdura, legumi, pesce, noci e semi.

- Ruolo dell'olio d'oliva come principale fonte di grassi sani.
- Utilizzo moderato di latticini e uova.

- Limitazione del consumo di carne rossa e dolci.

- Suggerimenti per la preparazione dei pasti, come la scelta di cucinare con metodi come la cottura al vapore, la griglia o il fornello anziché la frittura.

- Consigli per uno stile di vita attivo, che include attività fisica regolare e il godimento dei pasti in compagnia.

**Conclusione del capitolo:**

Il primo capitolo di "Delizie Mediterranee" ha gettato le basi per comprendere la dieta mediterranea, i suoi principi fondamentali e i benefici per la salute. Siete pronti per immergervi nelle deliziose ricette che seguiranno nei capitoli successivi, dove scoprirete come trasformare i principi di questa dieta in piatti gustosi e nutrienti. Siate pronti a sperimentare i sapori unici e le tradizioni culinarie dei paesi del Mediterraneo mentre avviate il vostro viaggio verso una vita più sana e appagante.

# Capitolo 2:

# La colazione mediterranea

Introduzione al capitolo: Il secondo capitolo di "Delizie Mediterranee" vi condurrà alla scoperta della colazione mediterranea, un pasto importante per iniziare la giornata con energia e vitalità. La colazione nella dieta mediterranea è equilibrata, sana e gustosa, offrendo una varietà di opzioni che soddisferanno i vostri gusti e apporteranno numerosi benefici al vostro corpo.

## 2.1 Importanza della colazione:

- Il ruolo della colazione come pasto fondamentale per fornire energia al corpo dopo il digiuno notturno.

- Benefici di una colazione equilibrata, tra cui miglioramento delle capacità cognitive, controllo dell'appetito e regolazione del metabolismo.

## 2.2 Elementi chiave della colazione mediterranea:

- Cereali integrali: l'uso di pane integrale, cereali integrali e fiocchi d'avena fornirà fibre, vitamine e minerali essenziali.

- Frutta fresca: ricca di antiossidanti e vitamine, la frutta è una componente fondamentale della colazione mediterranea.

- Latticini: lo yogurt e il formaggio fresco sono fonti di calcio e proteine, importanti per la salute delle ossa e per un apporto nutritivo completo.

- Oleaginose: le noci e le mandorle forniscono grassi sani e sostanze nutritive essenziali come vitamine E e acidi grassi omega-3.

- Miele e marmellate: dolcificanti naturali come il miele e le marmellate fatte in casa possono essere utilizzati con moderazione per aggiungere dolcezza ai pasti.

## 2.3 Ricette per una colazione mediterranea:

- Granola con yogurt e frutta fresca: una miscela croccante di fiocchi d'avena, noci, semi e miele, servita con yogurt greco e frutta di stagione.

- Pane integrale con olio d'oliva e pomodori: una fetta di pane integrale tostato, condito con olio d'oliva extravergine e accompagnato da fette di pomodoro e basilico fresco.

- Uova alla diavola con verdure: uova sode farcite con una miscela di tuorlo, verdure tritate, prezzemolo, succo di limone e spezie mediterranee.

## 2.4 Bevande per accompagnare la colazione:

- Caffè: una tazza di caffè espresso o moka può essere goduta con moderazione e senza aggiunta di zucchero.

- Tè: tè verde o tè alle erbe mediterranee come il timo o la melissa possono essere delle ottime alternative al caffè.

- Succhi di frutta fresca: spremute di agrumi, come arance o pompelmi, sono una fonte naturale di vitamine e antiossidanti.

**Conclusione del capitolo:**

Il secondo capitolo di "Delizie Mediterranee" vi ha introdotto alla colazione mediterranea, un pasto essenziale per iniziare la giornata con una nota di salute e gusto.
Le ricette e le idee presentate vi offrono un'ampia scelta per creare una colazione equilibrata e nutrienti che si adatta ai vostri gusti e preferenze.
Continuate a esplorare i capitoli successivi per scoprire altre deliziose ricette ispirate alla dieta mediterranea che vi aiuteranno a seguire uno stile di vita sano e appagante.

**Capitolo 3**:

**Antipasti e insalate**

Introduzione al capitolo: Nel terzo capitolo di "Delizie Mediterranee", esploreremo il mondo degli antipasti e delle insalate della dieta mediterranea.

Gli antipasti mediterranei sono una deliziosa introduzione ai pasti principali, mentre le insalate fresche e nutrienti sono un modo ideale per incorporare una varietà di verdure nella vostra dieta.

Scoprirete come questi piatti siano ricchi di sapori, colori e benefici per la salute.


## 3.1 Antipasti mediterranei tradizionali:

- Bruschette: fette di pane croccante tostate, condite con pomodori freschi, basilico, aglio e olio d'oliva extravergine.

- Crostini: piccoli pezzi di pane abbrustolito conditi con una varietà di ingredienti, come paté di olive, pomodori secchi o melanzane grigliate.

- Tapenade: una salsa a base di olive nere o verdi, capperi, acciughe, aglio e olio d'oliva, da spalmare su crostini o da servire come condimento.

**3.2 Insalate colorate e nutrienti:**

- Insalata greca: una classica insalata mediterranea con pomodori, cetrioli, olive nere, cipolla rossa, feta e condita con olio d'oliva, succo di limone e origano.

- Insalata di pomodori e
  mozzarella: uno dei piatti più
  semplici e deliziosi,
  composto da fette di
  pomodori maturi, mozzarella
  fresca, basilico e condito
  con olio d'oliva, sale e pepe.

- Insalata di couscous
  mediterraneo: un'insalata
  leggera e nutriente a base di
  couscous, verdure miste
  (come cetrioli, pomodori,
  peperoni e olive), erbe
  aromatiche e un condimento
  di limone e olio d'oliva.

**3.3 Antipasti di mare:**

- Polpo alla griglia: polpo tenero cotto alla griglia e condito con olio d'oliva, succo di limone, aglio e prezzemolo.

- Gamberetti in padella: gamberetti saltati in padella con aglio, prezzemolo, peperoncino e succo di limone.

**3.4 Antipasti vegetariani:**

- Melanzane alla parmigiana: uno dei piatti italiani più amati, a base di fette di melanzane grigliate, pomodoro, basilico, mozzarella e parmigiano.

- Peperoni arrostiti: peperoni colorati arrostiti, pelati e conditi con aglio, olio d'oliva, aceto balsamico e erbe aromatiche.

### 3.5 Salse e condimenti per antipasti e insalate:

- Salsa di pomodoro fresco: pomodori maturi sbollentati, pelati e frullati con aglio, basilico, olio d'oliva, sale e pepe.

- Vinaigrette: una miscela di olio d'oliva, aceto di vino rosso, senape, aglio e spezie per condire insalate.

## Conclusione del capitolo:

Il terzo capitolo di "Delizie Mediterranee" ha esplorato il delizioso mondo degli antipasti e delle insalate della dieta mediterranea. Sia che desideriate un antipasto tradizionale o un'insalata colorata e ricca di verdure, le ricette presentate vi offrono un'ampia scelta per arricchire il vostro menu con piatti nutrienti e pieni di sapore.

Continuate a esplorare i prossimi capitoli per scoprire altre gustose ricette ispirate alla dieta mediterranea che vi aiuteranno a seguire uno stile di vita sano e appagante.

**Capitolo 4:**

**Primi piatti**

Introduzione al capitolo: Nel quarto capitolo di "Delizie Mediterranee", ci immergeremo nel mondo dei primi piatti della dieta mediterranea.

Questi piatti rappresentano il cuore della cucina mediterranea, offrendo una varietà di sapori e ingredienti freschi che renderanno i vostri pasti un'esperienza gustosa e appagante.

Dalle paste integrali alle zuppe nutrienti, scoprirete una gamma di ricette che vi ispireranno a cucinare in modo sano e delizioso.

**4.1 Pasta integrale con sugo di pomodoro fresco e basilico:**

- Una classica ricetta mediterranea che combina pasta integrale con un semplice e saporito sugo di pomodoro fresco, aglio, basilico e olio d'oliva extravergine.

- Suggerimenti per scegliere il tipo di pasta integrale e consigli per la cottura al dente.

**4.2 Risotti mediterranei con verdure di stagione e formaggio:**

- Risotto cremoso arricchito con verdure di stagione, come zucchine, pomodori secchi, asparagi o spinaci, e condito con formaggi come parmigiano o pecorino.
- I segreti per preparare un risotto perfetto, tra cui il tostare il riso, l'aggiunta graduale di brodo e il mantecare con formaggio e olio d'oliva.

### 4.3 Zuppe leggere e saporite:

- Zuppa di legumi e verdure: una zuppa ricca di fibre e proteine che combina legumi come ceci, fagioli o lenticchie con verdure miste, come carote, sedano e pomodori.

- Zuppa di pesce: una zuppa di mare abbondante con vari tipi di pesce e frutti di mare, arricchita da pomodori, prezzemolo, aglio e spezie mediterranee.

**4.4 Gnocchi di patate con pesto di basilico:**

- Gnocchi di patate fatti in casa conditi con un delizioso pesto di basilico, pinoli, aglio, parmigiano e olio d'oliva.

- Suggerimenti per la preparazione degli gnocchi perfetti e consigli per un pesto aromatico e saporito.

## 4.5 Lasagne di verdure:

- Una versione leggera e salutare delle classiche lasagne, con strati di verdure grigliate, pomodoro, formaggio e una leggera besciamella.

- Suggerimenti per grigliare le verdure in modo ottimale e consigli per la scelta dei formaggi e delle salse.

## 4.6 Risotti di mare:

- Risotto alle cozze e vongole: un risotto cremoso arricchito con cozze e vongole, aromatizzato con vino bianco, aglio, prezzemolo e zafferano.

- Risotto ai frutti di mare: un risotto ricco di frutti di mare, come gamberetti, calamari e cozze, con pomodori e aglio per un sapore intenso.

**Conclusione del capitolo:**

Il quarto capitolo di "Delizie Mediterranee" ha esplorato il mondo dei primi piatti della dieta mediterranea.

Dalle paste integrali ai risotti saporiti e alle zuppe nutrienti, avete scoperto una varietà di ricette che vi aiuteranno a creare piatti gustosi e nutrienti per la vostra tavola. Continuate a esplorare i prossimi capitoli per scoprire altre deliziose ricette ispirate alla dieta mediterranea, che vi condurranno in un viaggio culinario sano e appagante.

## Capitolo 5:

### Secondi piatti a base di carne

Introduzione al capitolo: Nel quinto capitolo di "Delizie Mediterranee", ci concentreremo sui secondi piatti a base di carne della dieta mediterranea. Sebbene la dieta mediterranea promuova principalmente il consumo di pesce e alimenti vegetali, la carne è comunque presente in modo moderato. Esploreremo deliziose ricette a base di carne magra e metteremo in risalto l'importanza di scegliere carni di alta qualità e provenienti da fonti sostenibili.

## 5.1 Pollo alla mediterranea con limone, origano e olive:

- Un gustoso piatto di pollo marinato con succo di limone, origano, aglio e olio d'oliva, quindi cotto al forno o alla griglia.
  Verrà arricchito con olive mediterranee per un tocco di sapore unico.

- Consigli per una marinatura efficace e idee per abbinamenti di contorni.

## 5.2 Arrosto di maiale con erbe aromatiche e agrumi:

- Un arrosto di maiale
  succulento condito con erbe
  mediterranee come
  rosmarino, timo e salvia,
  insieme a scorza di agrumi
  come limone e arancia.
  L'arrosto sarà cotto
  lentamente per ottenere una
  carne tenera e piena di
  sapore.
- Suggerimenti per la scelta e
  la preparazione del maiale
  per garantire un risultato
  perfetto.

## 5.3 Polpettone di carne magra con erbe aromatiche:

- Un polpettone leggero e
  saporito preparato con carne
  macinata magra,
  pangrattato, uova, aglio e
  una miscela di erbe
  aromatiche come
  prezzemolo, basilico e
  origano.
  Sarà cotto al forno e
  servito con una salsa di
  pomodoro fresco.

- Suggerimenti per una
  consistenza morbida e
  succosa del polpettone e
  idee per
  l'accompagnamento.

**5.4 Spezzatino di manzo con verdure:**

- Uno spezzatino di manzo tenero e saporito, preparato con carne di manzo a cubetti, verdure come carote, patate e sedano, e aromatizzato con vino rosso, brodo di carne e spezie mediterranee.

- Consigli per una cottura lenta e a fuoco basso per ottenere una carne morbida e un sapore intenso.

**5.5 Scaloppine di vitello al limone:**

- Scaloppine di vitello sottili e tenere, cotte in padella con succo di limone fresco, prezzemolo e burro. Saranno servite con una salsa al limone e accompagnate da verdure o patate al forno.

- Suggerimenti per la scelta e la preparazione delle scaloppine di vitello per un risultato gustoso e delicato.

## 5.6 Pollo alle mandorle:

- Bocconcini di pollo marinati con spezie mediterranee, quindi saltati in padella con mandorle tostate e prezzemolo.
  Saranno arricchiti con succo di limone per un tocco di freschezza.

- Idee per la presentazione del piatto e suggerimenti per la scelta delle mandorle e la tostatura perfetta.

**Conclusione del capitolo:**

Il quinto capitolo di "Delizie Mediterranee" ha esplorato una selezione di gustosi secondi piatti a base di carne ispirati alla dieta mediterranea.

Sia che siate amanti del pollo, del maiale o del manzo, queste ricette vi offriranno opzioni deliziose e nutrienti.

Ricordate l'importanza di scegliere carni di alta qualità e di moderarne il consumo, favorendo sempre una dieta ricca di pesce, vegetali e alimenti integrali. Continuate a esplorare i prossimi capitoli per scoprire altre ricette ispirate alla dieta mediterranea e per arricchire il vostro repertorio culinario salutare e appagante.

# Capitolo 6:

## Secondi piatti a base di pesce

Introduzione al capitolo: Nel sesto capitolo di "Delizie Mediterranee", esploreremo i secondi piatti a base di pesce, un elemento centrale della dieta mediterranea. Il pesce è una fonte ricca di proteine, acidi grassi omega-3 e altri nutrienti essenziali. In questo capitolo, scoprirete deliziose ricette di piatti a base di pesce che vi permetteranno di godere dei benefici per la salute e dei sapori unici del mare.

### 6.1 Pesce alla griglia con salsa di agrumi:

Un piatto semplice e salutare che prevede la cottura del pesce fresco sulla griglia, condito con olio d'oliva, sale e pepe.

Sarà servito con una salsa leggera a base di agrumi, come arance o limoni, che conferirà un tocco di freschezza al piatto.

- Suggerimenti per la scelta del pesce e idee per abbinamenti di contorni.

## 6.2 Salmone al forno con verdure al vapore:

- Filetti di salmone cotti al forno con una marinatura di succo di limone, aglio e erbe aromatiche, serviti con verdure al vapore. Una combinazione sana e gustosa che offre una varietà di sapori e nutrienti.

- Consigli per la cottura del salmone per ottenere una consistenza morbida e succosa, e suggerimenti per la scelta delle verdure di stagione.

## 6.3 Gamberi in padella con pomodorini e zucchine:

- Gamberi freschi saltati in padella con pomodorini maturi, zucchine a fette, aglio, prezzemolo e un tocco di vino bianco.
  Questo piatto semplice e rapido da preparare è pieno di sapori mediterranei.

- Suggerimenti per la scelta dei gamberi freschi e la preparazione ottimale, e idee per servire il piatto come antipasto o come secondo piatto principale.

## 6.4 Calamari ripieni con pangrattato, prezzemolo e aglio:

Calamari puliti ripieni con una miscela di pangrattato, prezzemolo, aglio, succo di limone e olio d'oliva.

Saranno quindi cotti in padella con un po' di olio d'oliva fino a quando saranno teneri e dorati.

- Consigli per la pulizia dei calamari e la preparazione del ripieno, e suggerimenti per una cottura perfetta.

## 6.5 Tonno alla griglia con salsa di olive e pomodorini:

- Bistecca di tonno fresco alla griglia condita con una salsa di olive tritate, pomodorini freschi, basilico, aglio e olio d'oliva extravergine. Un piatto dal sapore intenso e succulento.

- Idee per la scelta del tonno fresco e consigli per una grigliatura ottimale.

## 6.6 Spiedini di pesce e verdure:

- Spiedini misti di pesce, come gamberi, filetti di pesce spada o salmone, insieme a verdure come peperoni, cipolle e zucchine, marinati con olio d'oliva, succo di limone e spezie mediterranee. Saranno quindi cotti sulla griglia o al forno.

- Suggerimenti per una marinatura efficace e idee per presentare gli spiedini in modo accattivante.

**Conclusione del capitolo:**

I sesto capitolo di "Delizie Mediterranee" ha esplorato una selezione di gustosi secondi piatti a base di pesce ispirati alla dieta mediterranea.

Queste ricette vi permetteranno di sperimentare i sapori freschi e deliziosi del mare e di beneficiare dei nutrienti e degli acidi grassi omega-3 presenti nel pesce.

Continuate a esplorare i prossimi capitoli per scoprire altre ricette ispirate alla dieta mediterranea e per arricchire ulteriormente il vostro repertorio culinario salutare e appagante.

# Capitolo 7:
## Contorni

Introduzione al capitolo: Nel settimo capitolo di "Delizie Mediterranee", ci concentreremo sui contorni che accompagnano i piatti principali nella dieta mediterranea.

I contorni sono un elemento essenziale per completare un pasto equilibrato e sano, fornendo una varietà di verdure, legumi e cereali. Scoprirete deliziose ricette di contorni che valorizzeranno i vostri piatti principali e vi permetteranno di godere di un'ampia gamma di sapori mediterranei.

**7.1 Verdure grigliate con marinata all'aceto balsamico:**

- Una selezione di verdure, come zucchine, melanzane, peperoni e cipolle, grigliate e condite con una marinata a base di aceto balsamico, aglio, erbe aromatiche e olio d'oliva.

  Questo contorno colorato e gustoso ed è un accompagnamento perfetto per piatti di carne o pesce.

- Consigli per la grigliatura delle verdure e idee per personalizzare la marinata.

## 7.2 Insalata di patate con olive e capperi:

- Una deliziosa insalata di patate a base di patate bollite tagliate a dadini, olive nere, capperi, cipolla rossa e condita con un condimento a base di olio d'oliva, succo di limone, senape e prezzemolo. Un contorno versatile che si adatta bene a vari piatti principali.

- Suggerimenti per la cottura delle patate al dente e consigli per una preparazione equilibrata del condimento.

### 7.3 Frittelle di zucchine e formaggio di capra:

- Frittelle leggere e gustose preparate con zucchine grattugiate, formaggio di capra, uova, pangrattato e una selezione di erbe aromatiche come menta o prezzemolo. Saranno poi cotte in padella fino a raggiungere una consistenza dorata e croccante.

- Idee per servire le frittelle come contorno o come antipasto, e suggerimenti per abbinamenti di salse.

## 7.4 Caponata di melanzane e verdure:

- Un contorno classico della cucina mediterranea, composto da melanzane, pomodori, cipolle, olive, capperi e aceto balsamico.
-  Il tutto sarà stufato fino a ottenere una consistenza morbida e un sapore ricco.

- Suggerimenti per preparare una caponata dal sapore bilanciato e consigli per la scelta e la preparazione delle melanzane.

## 7.5 Insalata di legumi misti:

- Un'insalata nutriente che unisce una selezione di legumi come ceci, fagioli cannellini e lenticchie, con verdure fresche, come pomodori ciliegia, cetrioli e peperoni.
  Sarà condita con una emulsione a base di olio d'oliva, aceto di vino rosso, senape e aglio.

- Idee per personalizzare l'insalata di legumi con aggiunta di erbe aromatiche o formaggi, e suggerimenti per una cottura perfetta dei legumi.

### 7.6 Pomodori ripieni di riso e verdure:

- Pomodori maturi svuotati e farciti con una miscela di riso integrale, verdure tritate, erbe aromatiche e formaggio.
  Saranno poi cotti al forno fino a quando il ripieno sarà tenero e gli aromi si saranno amalgamati.

- Consigli per la scelta dei pomodori adatti meglio ciliegino o datterino .

## Conclusione del capitolo:

Il settimo capitolo di "Delizie Mediterranee" ha esplorato una varietà di deliziosi contorni che accompagnano i piatti principali della dieta mediterranea.

Dalle verdure grigliate alle insalate nutrienti e alle preparazioni a base di legumi, queste ricette vi permetteranno di creare un pasto completo e bilanciato.

Continuate a esplorare i prossimi capitoli per scoprire altre ricette ispirate alla dieta mediterranea e per arricchire ulteriormente il vostro repertorio culinario salutare e appagante.

# Capitolo 8:

## Dolci e dessert mediterranei

Introduzione al capitolo: Nell'ottavo capitolo di "Delizie Mediterranee", esploreremo il delizioso mondo dei dolci e dei dessert mediterranei.

Anche se la dieta mediterranea promuove un consumo moderato di dolci, ci sono comunque opzioni che consentono di soddisfare la voglia di dolcezza in modo sano e gustoso.

Scoprirete ricette tradizionali e creative che vi permetteranno di concludere i pasti con un tocco dolce, mantenendo l'equilibrio e la freschezza della cucina mediterranea.

## 8.1 Gelato alla frutta:

- Un dessert leggero e rinfrescante preparato con frutta fresca, come fragole, pesche, limoni o meloni, e uno zucchero naturale come il miele.
  Il tutto sarà frullato e poi congelato per ottenere un gelato cremoso e senza l'aggiunta di grassi artificiali.

- Suggerimenti per la scelta della frutta matura e idee per personalizzare il gelato con aggiunta di erbe aromatiche o spezie.

### 8.2 Torta di ricotta e limone:

- Una torta soffice e profumata preparata con una base di pasta frolla e un ripieno a base di ricotta, succo e scorza di limone. Questo dolce è un classico della cucina mediterranea e offre un equilibrio perfetto tra dolcezza e acidità.

- Consigli per la preparazione della pasta frolla e per la cottura della torta per ottenere una consistenza morbida e un sapore fresco.

### 8.3 Budino di riso alla vaniglia:

- Un dolce cremoso e delicato preparato con riso, latte, zucchero e vaniglia.

  Il budino viene cotto a fuoco lento fino a quando il riso diventa morbido e il latte si riduce a una consistenza densa e vellutata.

- Suggerimenti per la scelta del riso adatto al budino e idee per la decorazione con frutta fresca o cannella.

**8.4 Biscotti ai pistacchi:**

- Biscotti croccanti e profumati preparati con farina, burro, zucchero e pistacchi tritati. Questi biscotti sono un'ottima opzione per un dolce sfizioso da accompagnare a una tazza di tè o caffè.

- Consigli per la scelta dei pistacchi di qualità e per una cottura uniforme e dorata.

### 8.5 Frutta cotta al forno con miele e cannella:

Un dessert semplice e salutare che valorizza i sapori naturali della frutta. Mele, pere, fichi o pesche sono cotti al forno con una spruzzata di succo di limone, miele e cannella fino a quando diventano morbidi e caramellati.

- Idee per servire la frutta cotta al forno con yogurt greco o gelato alla vaniglia per un tocco extra di dolcezza.

**8.6 Crostata di frutta fresca:**

Una crostata leggera e colorata preparata con una base di pasta frolla e guarnita con una selezione di frutta fresca di stagione, come fragole, mirtilli, pesche o albicocche. La crostata sarà cotta fino a quando la frutta diventerà morbida e la crosta sarà dorata e croccante.

- Suggerimenti per la preparazione della pasta frolla perfetta e consigli per la decorazione creativa della crostata.

**Conclusione del capitolo:**

Il capitolo otto di "Delizie Mediterranee" vi ha guidato nel mondo dei dolci e dei dessert mediterranei.

Sia che siate amanti del gelato, delle torte o dei biscotti, queste ricette vi permetteranno di concludere i pasti con un tocco dolce, mantenendo l'essenza fresca e salutare della cucina mediterranea. Ricordate sempre di godere dei dolci in modo moderato e di utilizzare ingredienti di alta qualità per garantire il miglior sapore e la migliore esperienza gustativa. Continuate a esplorare i prossimi capitoli per scoprire altre deliziose ricette ispirate alla dieta mediterranea e per completare il vostro repertorio culinario sano e appagante.

**Capitolo 9:**

**Bevande e cocktail mediterranei**

Introduzione al capitolo: Nel nono capitolo di "Delizie Mediterranee", ci immergeremo nel mondo delle bevande e dei cocktail mediterranei. La cultura mediterranea è rinomata per le sue bevande rinfrescanti, aromatiche e piene di sapore. Scoprirete una selezione di bevande tradizionali e creative che vi permetteranno di rinfrescarvi e godere di momenti di relax all'insegna della tradizione mediterranea.

## 9.1 Limonata alla menta:

Una bevanda classica e rinfrescante preparata con succo di limone appena spremuto, acqua, zucchero e foglie di menta fresca. La limonata alla menta è un'opzione ideale per idratarsi e dissetarsi nelle calde giornate estive.

- Suggerimenti per regolare il dolcezza della limonata secondo i vostri gusti e idee per una presentazione accattivante con fette di limone e rameti di menta.

### 9.2 Infuso di tè freddo alle erbe mediterranee:

- Un infuso rinfrescante preparato con una miscela di erbe mediterranee come timo, salvia e melissa. Le erbe verranno fatte bollire in acqua, quindi raffreddate e servite con ghiaccio. Questo tè freddo alle erbe è un modo perfetto per godere dei benefici delle piante aromatiche mediterranee.

- Idee per personalizzare l'infuso con l'aggiunta di agrumi o miele per un tocco di dolcezza.

### 9.3 Sangria mediterranea:

- Un cocktail fruttato e vivace preparato con vino rosso, succo d'arancia, liquore all'arancia, frutta fresca come arance, limoni e mele, e una spruzzata di acqua frizzante. La sangria mediterranea è perfetta per le feste estive o per momenti di convivialità con gli amici.

- Suggerimenti per la scelta del vino adatto alla sangria e idee per personalizzare il cocktail con aggiunta di spezie come cannella o chiodi di garofano.

## 9.4 Frappè al caffè e cannella:

- Un frappè rinfrescante e aromatico preparato con caffè forte, latte, ghiaccio, zucchero e una spolverata di cannella. Questa bevanda è un modo delizioso per iniziare la giornata o per concedersi una pausa energizzante.

- Consigli per la preparazione del caffè e per ottenere una consistenza cremosa nel frappè.

## 9.5 Mojito al limone e basilico:

- Una variante fresca e unica del classico mojito, preparata con succo di limone, foglie di basilico, zucchero di canna, rum bianco e soda. Il mojito al limone e basilico è un cocktail aromatico e rinfrescante che catturerà i vostri sensi.

- Idee per decorare il cocktail con fette di limone e foglie di basilico e suggerimenti per regolare l'intensità delle fragranze secondo i vostri gusti.

### 9.6 Cocktail di frutta tropicale:

- Un cocktail colorato e vivace preparato con una miscela di frutta tropicale come ananas, mango, frutto della passione e succo d'arancia, insieme a rum o vodka. Questo cocktail esotico vi farà sentire come se foste in una spiaggia mediterranea.

- Suggerimenti per la scelta della frutta fresca e per la decorazione del cocktail con fette di frutta o ombrellini colorati.

# Capitolo 10:

Conclusione del capitolo: Il nono capitolo di "Delizie Mediterranee" vi ha condotto nel mondo delle bevande e dei cocktail mediterranei. Che siate alla ricerca di una bevanda rinfrescante, di un cocktail fruttato o di un'infusione aromatica, queste ricette vi permetteranno di godere di momenti di relax e di socialità con il gusto mediterraneo. Ricordate di consumare le bevande alcoliche con moderazione e di personalizzare le ricette in base ai vostri gusti e preferenze. Continuate a esplorare i prossimi capitoli per scoprire altre deliziose ricette ispirate alla dieta mediterranea e per completare la vostra esperienza culinaria salutare e appagante.

**Considerazioni sulla dieta mediterranea:**

La dieta mediterranea è un modello alimentare che si basa sulle tradizioni culinarie dei paesi situati intorno al Mar Mediterraneo.

È un approccio alimentare che promuove il consumo di alimenti freschi, non processati e ricchi di nutrienti.

Ecco alcune considerazioni importanti sulla dieta mediterranea:

1. Salute e longevità: Numerosi studi hanno dimostrato che la dieta mediterranea è associata a numerosi benefici per la salute.

   È stata collegata a un ridotto rischio di malattie cardiovascolari, diabete di tipo 2, obesità e alcuni tipi di cancro. Inoltre, può contribuire a migliorare la salute cognitiva e la longevità.

2. Alimenti ricchi di nutrienti: La dieta mediterranea si basa su una vasta gamma di alimenti nutrienti.

È caratterizzata da un'abbondanza di frutta e verdura fresca, cereali integrali, legumi, noci e semi, pesce, olio d'oliva e un consumo moderato di carne magra e latticini.

Questi alimenti forniscono una varietà di vitamine, minerali, antiossidanti e acidi grassi essenziali.

3. Olio d'oliva come fonte principale di grassi: L'olio d'oliva è uno degli elementi chiave della dieta mediterranea.

È ricco di acidi grassi monoinsaturi sani per il cuore e antiossidanti.

L'uso di olio d'oliva al posto di grassi saturi, come il burro, può contribuire a migliorare i livelli di colesterolo nel sangue e ridurre il rischio di malattie cardiache.

4. Consumo moderato di vino: La dieta mediterranea include anche un consumo moderato di vino rosso durante i pasti. Il vino rosso contiene polifenoli, che hanno proprietà antiossidanti e potenziali benefici per la salute. Tuttavia, è importante notare che il consumo di alcol dovrebbe essere moderato e adatto alle proprie condizioni di salute.

5. Stile di vita attivo: La dieta mediterranea va di pari passo con uno stile di vita attivo.

6. Promuove l'importanza dell'attività fisica regolare e del tempo trascorso all'aria aperta. L'equilibrio tra una dieta sana e l'esercizio fisico può contribuire a migliorare la salute generale e il benessere.

7. **Socialità e condivisione dei pasti**: La dieta mediterranea incoraggia la socialità e la condivisione dei pasti in famiglia o con amici. Questo aspetto sociale dell'alimentazione può influire positivamente sulla salute mentale e sull'equilibrio emotivo.

In conclusione, la dieta mediterranea è un modello alimentare sano e sostenibile che si basa su alimenti freschi e nutrienti. I suoi benefici per la salute sono stati ampiamente documentati e si estendono oltre la semplice nutrizione. Incorporare i principi della dieta mediterranea nella propria alimentazione può essere un passo significativo verso uno stile di vita salutare e appagante.